# BEI GRIN MACHT SICH IHR WISSEN BEZAHLT

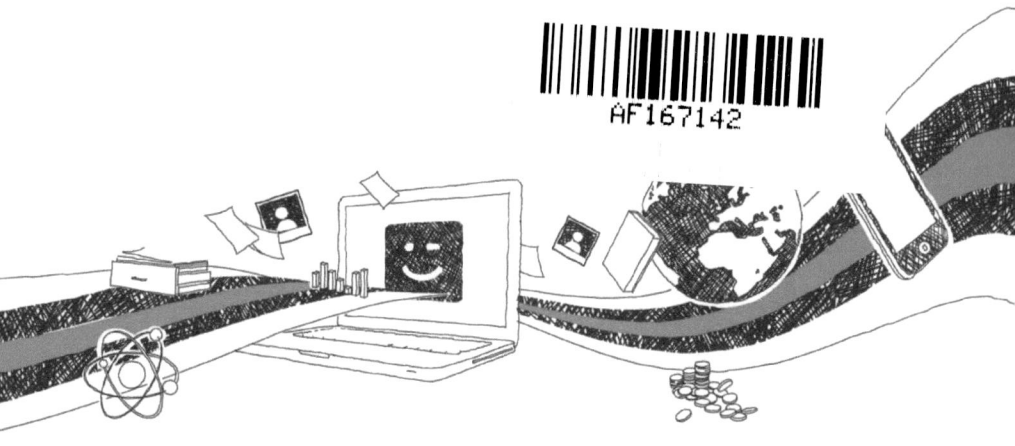

AF167142

- Wir veröffentlichen Ihre Hausarbeit,
  Bachelor- und Masterarbeit

- Ihr eigenes eBook und Buch -
  weltweit in allen wichtigen Shops

- Verdienen Sie an jedem Verkauf

## Jetzt bei www.GRIN.com hochladen und kostenlos publizieren

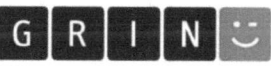

# Die Auswirkungen der Wettkampfangst auf die sportliche Leistungsfähigkeit

Amadeus Bräuning

**Bibliografische Information der Deutschen Nationalbibliothek:**

Die Deutsche Nationalbibliothek verzeichnet diese Publikation in der Deutschen Nationalbibliografie; detaillierte bibliografische Daten sind im Internet über http://dnb.d-nb.de abrufbar.

ISBN: 9783346549648
Dieses Buch ist auch als E-Book erhältlich.

© GRIN Publishing GmbH
Nymphenburger Straße 86
80636 München

Alle Rechte vorbehalten

Druck und Bindung: Books on Demand GmbH, Norderstedt Germany
Gedruckt auf säurefreiem Papier aus verantwortungsvollen Quellen

Das vorliegende Werk wurde sorgfältig erarbeitet. Dennoch übernehmen Autoren und Verlag für die Richtigkeit von Angaben, Hinweisen, Links und Ratschlägen sowie eventuelle Druckfehler keine Haftung.

Das Buch bei GRIN: https://www.grin.com/document/1157730

# DHGS Deutsche Hochschule für Gesundheit und Sport

## Sport und angewandte Trainingswissenschaft

### WS 20/21

Modul 1: Propädeutikum

### Thema der Studienarbeit:

### Die Bedeutung der Wettkampfangst auf die sportliche Leistungsfähigkeit

Verfasser:     Amadeus Bräuning

Abgabedatum: 28.03.2021

„Man muss lernen, einen Wettkampf zu genießen."


Katarina Witt

# Inhaltsverzeichnis

# Abbildungsverzeichnis:

# 1 Einleitung

Das Thema der Wettkampfangst interessiert mich schon sehr lang. Bis vor kurzem war ich selbst Leistungssportler in der Sportart Schwimmen. Ich habe ziemlich genau 10 Jahre Wettkampferfahrung und habe dementsprechend unzählige Wettkämpfe bestritten und weiß, wie sich Wettkampfangst anfühlt und wie sie sich bemerkbar macht. Ich kenne Sportler die wie die Ruhe selbst vor dem Start sind, ich kenne aber auch viele Sportler, die sich schon Nächte vorher kaum vor Aufregung oder Stress schlafen legen konnten oder Zustände bekommen haben, die einer Panikattacke ähnelten. Schon damals wollte ich wissen, wie kommt es zu solch unterschiedlichen Zuständen vor dem Wettkampf? Warum war ich vor dem Start tiefenentspannt während sich andere Sportler vor dem Start schon selbst aufgegeben hatten? Deshalb bin ich sehr froh darüber mich jetzt mit dem Thema der Wettkampfangst auseinandersetzen zu dürfen.

In der Sportpsychologie stehen Emotionen in enger Verbindung mit sportlicher Leistung und nehmen daher eine zentrale Rolle ein. Besonders im Leistungssport können Emotionen entscheidend über Sieg oder Niederlage sein (Craft, 2003). Durch diesen Leistungsdruck der von Trainern, Eltern, Medien oder Sponsoren ausgelöst wird kann es dazu kommen, dass der Athlet seine eigentliche Leistung im Wettkampf gar nicht abrufen kann und in gewisser Weise gehemmt wird. Wie keine andere Emotion bestimmt das Gefühl der Angst die sportliche Leistung (Hanin, 2007). Martens beschreibt die spezielle Wettkampfsituation als Phänomen der Wettkampfangst (Martens, 1990). Um die Wettkampfangst zu diagnostizieren existieren zahlreiche Messverfahren und Instrumente, die Aufschluss über die Intensität der Angst im Wettkampf geben. Wie groß der individuelle Angstzustand eines Athleten ist, hängt von persönlichen und situativen Einflussfaktoren ab. Der bedeutendste persönliche Einflussfaktor ist die Wettkampfängstlichkeit. Sie beschreibt die generelle Neigung bestimmte Wettkampfsituationen als bedrohlich wahrzunehmen (Martens, 1990). Zu weiteren persönlichen Faktoren gehören beispielsweise das Alter, das Geschlecht, die Wettkampferfahrung oder das Selbstbewusstsein (Craft, 2003). Hinsichtlich der situativen Einflussfaktoren ist die Unterteilung in Team- und Individualsportarten zu nennen. Hier lassen sich unterschiedliche Ausprägungen der Wettkampfangst vermuten (Craft, 2003; Martens, 1990).

Mit meiner Arbeit möchte ich das Phänomen der Wettkampfangst vorstellen und dessen Bedeutung für den Sport, speziell im 21. Jahrhundert, hervorzuheben. Zunächst beginne ich mit theoretischem Hintergrundwissen bezüglich Angst und Angstformen. Anschließend werde ich die Wettkampfangst unter ausgewählten Gesichtspunkten charakterisieren, sowie auf Ursachen und Beschwerdebild eingehen. Danach werde ich auf Techniken eingehen, die der Prävention und Therapie dienen. Zuletzt ziehe ich mein Fazit und gebe einen kleinen Ausblick, wie man in Zukunft mit Wettkampfangst umgehen sollte, sie therapiert und vorbeugt.

# 2  Angst – Grundlagen

Um das Thema meiner Arbeit, der Wettkampfangst, etwas verständlicher zu machen möchte ich zuerst klären, was Angst denn überhaupt ist. Ist es ein Gefühl, eine Reaktion oder doch eine Emotion?

Das Wort „Angst" stammt von dem griechischen Verb „agchein" und dem lateinischen Wort „angere" ab. Zusammenhängend bedeuten die Wörter „würgen" und „die Kehle zuschnüren". Um die Angst noch von der Emotion der Furcht zu unterscheiden, ist die Angst stets unbestimmt und ist ein anhaltendes Gefühl einer diffusen Gefahr. Die Furcht hingegen wird durch eine identifizierbare Bedrohung ausgelöst.

In der Psychologie wird die Angst noch einmal geteilt, nämlich in die Angst als Zustand (State Anxiety) und in die Angst als Eigenschaft (Trait Anxiety). Der Unterscheid der beiden Ängste ist, dass die Zustandsangst eine vorrübergehende und zeitlich begrenze Emotion infolge einer reell existierenden Gefahr ist, dagegen die „Trait Anxiety" führt dazu das man Situationen und Momente auch ohne akute Bedrohung als gefährlich einschätzt (Spielberger, 1966).

Aber wie äußert sich Angst? Angst zeigt sich durch verschiedene Reaktionen des Körpers, das kann eine Erhöhung des Pulses sein, eine Erweiterung der Pupillen, die Bildung von kaltem Schweiß, kalte Hände und Füße, uvm. Angst muss aber nicht nur eine lähmende Emotion sein, sondern kann auch eine mobilisierende Emotion sein. So können Menschen, die sich in einem Zustand der Angst befinden auch Leistungen vollbringen, die unter Angst wohl nicht möglich gewesen wären. In bedrohlichen Situationen produzieren unsere Nieren die Hormone Adrenalin und Noradrenalin, welche das Herz schneller schlagen lassen und das Blut mehr Sauerstoff binden lassen. Der Körper ist nun besser vorbereitet sich zu verteidigen oder auch schneller zu fliehen. Diese „fight or flight response" liegt in unserer Natur und hat uns über mehrere Jahrhunderte unser Überleben gesichert. Unser Vegetatives Nervensystem hat dafür zu einem den sog. Sympathikus, der den Organismus auf körperliche Leistungen vorbereitet und dafür sorgt das das Herz schneller schlägt oder besser Atmen zu können. Er bereitet den Körper auf Kampf oder Flucht vor. Der Parasympathikus fungiert als Antagonist des Sympathikuses, er innerviert Körperfunktionen, durch die es möglich ist, den Organismus zu regenerieren und Energiereserven aufzubauen.

## 2.1  Angstformen

Es gibt zahlreiche Formen von Angst wie: Panik, krankhafte Angst, Angststörungen, Zwangsstörungen oder zahlreiche Phobien. Doch auf diese oben genannten Angstformen möchte ich hier nicht weiter eingehen, sondern speziell auf zwei recht einfache Formen. Die der positiven Angst und der negativen Angst. Vorab möchte ich sagen, dass diese beiden Formen der Angst individuell sind und somit nicht auf jedes Individuum in gleichen Maßen übertragbar sind.

Was meine ich überhaupt mit positiver Angst und negativer Angst? Wenn ich über positive Angst spreche meine ich individuelle Angstreaktionen des Körpers die in einer sportlichen Handlung zu einer Leistungssteigerung führen können. Mit negativer Angst meine ich das Gegenteil zu positiver Angst, also Reaktionen des Körpers, welche sich leistungsmindernd auf den Organismus auswirken.

Wir gehen davon aus, dass „Angst" im Wettkampf sehr wahrscheinlich zu einer Leistungsminderung führt. Angst blockiert unsere Konzentrationsfähigkeit, d.h. wir sind nicht mehr in der Lage Situationen im Wettkampf richtig einzuschätzen und folgerichtig zu handeln. Hierbei gilt es jedoch noch zu unterscheiden, ob wir einen Sportler haben, der zum ersten Mal einen Wettkampf bestreitet, folglich ist seine „Angst" größer, da er nicht weiß was auf ihn zukommt oder ob wir einen erfahrenen Sportler haben, dessen „Angst" deutlich geringer ist aber niemals null ist. Sollte nun ein Gleichgewicht zwischen der Bedrohung, die von dem sportlichen Wettkampf und der damit verbundenen Leistungsfähigkeit ausgeht und den Glauben (individuelle Leistungsvoraussetzungen) daran diesen Wettkampf erfolgreich zu meistern, so wird der Wettkampf für ihn optimal verlaufen. Zur Veranschaulichung der Leistungsqualität im Zusammenhang mit dem Grad der Erregung, der sog. „umgekehrten U-Funktion" siehe Abbildung 1.

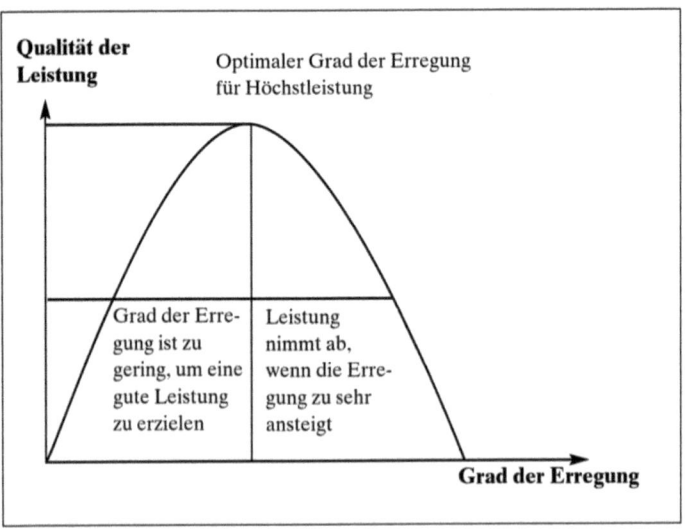

Abbildung 1: Die Beziehung zwischen Qualität der Leistung und Erregungsniveau – entwickelt aus frühen Untersuchungen von Yerkes und Dodson (aus Stoll und Ziemainz, 1999)

Sollte sich das Gleichgewicht mehr nach links oder mehr nach rechts verschieben so kann es zu negativen Belastungswirkungen kommen. Beispiele dafür wären Stress, Angst oder auch Panik. Diese negativen Belastungswirkungen treten nur dann auf, wenn der Sportler die Belastungssituation höher bewertet als seine eigenen Fähigkeiten. Daraus lässt sich schließen, dass eine negative Einstellung zur Lösung einer sportlichen Leistung oftmals eine negative Belastungswirkung besitzt. Meist können wir den Stressor (schlechtes Wetter oder unbekannter Gegner) nicht beeinflussen, wir können ihn aber bewusst wahrnehmen und mit Hilfe dessen ihm auch bewusst entgegenwirken.

## 2.2 Zustandsangst und Merkmalsangst

Bevor ich nun zum Hauptteil meiner Arbeit komme gilt es noch die Begriffe Zustandsangst und Merkmalsangst zu klären. Die Zustandsangst, auch State-Anxiety oder „A-State" genannt und die Merkmalsangst, auch Trait-Anxiety oder „T-State" genannt spielen eine wichtige Rolle in der Sportpsychologie. Welche Bedeutung haben nun diese beiden Begriffe und wofür sind sie gut? Diese beiden Begriffe gehören zu einem Messverfahren um bei Sportlern zwei verschiedene Angstzustände du diagnostizieren. Die Zustandsangst, also die aktuelle Angst, erfasst die Angst eines Sportlers unmittelbar vor einem Wettkampf. Die Merkmalsangst beschreibt die generelle Neigung Wettkampfsituationen als bedrohlich wahrzunehmen und daraufhin auch ein erhöhter Wert der Zustandsangst aufzeigt. Wie genau funktioniert dieser Test und dieses Messverfahren? Wie sie in Abbildung 2 sehen können sind es lediglich zwei Fragebögen aus jeweils 12 bzw. 14 sehr einfach gestellten Fragen, die jeweils 4 Antwortmöglichkeiten zum Ankreuzen haben.

*Abbildung 2: v.l.n.r. Fragebogen zur Zustandsangst und Fragebogen zur Merkmalsangst (aus Bundesinstitut für Sportwissenschaft)*

*Anmerkung der Redaktion: Die Abbildung wurde aus urheberrechtlichen Gründen entfernt.*

Der Sportler füllt zuerst den Fragebogen der Zustandsangst aus und anschließend den Fragebogen für die Merkmalsangst. Sind beide Fragebögen ausgefüllt, gilt es die Tests auszuwerten. Jede der vier Antwortfelder besitzt einen Zahlenwert der von eins („gar nicht") bis vier („sehr") geht. Die Punkte werden addiert und ein Wert kommt heraus. Alle Werte unter 20 gelten als „nichtvorhandensein der Angst", der höchste Wert, 80, beschreibt die maximale Intensität des Gefühls der Angst. Anhand dieser Ergebnisse lässt sich nun feststellen, ob ein Sportler eher nur Situationsängstlich ist oder ob er eine generell ängstliche Einstellung besitzt. Mit Hilfe dieser Ergebnisse können nun Trainer und Sportpsychologen Rückschlüsse geben welches Verhalten vor einem Wettkampf oder im Trainingsalltag von Vorteil ist, um die sportliche Leistung im Wettkampf weiter zu optimieren.

# 3  Wettkampfangst

Jeder Sportler, der schon einmal einen Wettkampf bestritten hat, kennt das Phänomen der Wettkampfangst. Im Bereich Sport können diverse Situationen als potenzielle Bedrohung wahrgenommen werden, wie z.b.: Angst vor Verletzungen als Resultat einer missglücken Bewegungsausführung, Angst vor drohendem Leistungsversagen, Angst vor den Folgen des Leistungsversagens, Angst vor sozialer Herabstufung, Angst vor neuen und ungewohnten Bewegungen oder auch Angst vor der situativen Überforderung im Wettkampf (Hackfort und Schwenkmezger, 1985). Man kann also sagen, dass Wettkampfangst ein sehr unangenehmer Erregungszustand für den Körper und das Individuum ist, welcher durch sportliche Wettkampfsituationen resultiert und von Gefühlen wie Anspannung, Sorge und Nervosität begleitet wird (Martens et al., 1990). Unter allen Ängsten die ein Sportler während eines Wettkampfes empfindet oder ihm durch eine negative Denkweise durch den Kopf gehen sind die Angst zu scheitern, die Angst vor der Beurteilung der Leistung und die mangelnde Zuversicht (Douglas et al., 2006). Diese drei Angstszenarien sind nach Douglas die Hauptursachen der Wettkampfangst. Jedoch gibt es noch weitere Faktoren, die die Wettkampfangst in ihrer näher Intensität bestimmen. Hierzu zählen Einflussfaktoren wie das Leistungsniveau des Sportlers, die Erfahrung und die generelle Neigung zur Wettkampfangst (Athan und Sampson, 2013).

Um nun die Wettkampfangst etwas besser zu verstehen, widme ich mich im nächsten Teil meiner Arbeit mit einem Modell der Wettkampfangst, dem Modell nach Rainer Martens.

## 3.1  Das Modell der Wettkampfangst nach Martens

1974 entwickelte Martens ein situationsspezifisches Modell der Wettkampfangst. In seinem Modell beschreibt er den sportlichen Wettkampf als einen Prozess. Der Sportler agiert in diesem Modell als „Vermittler" zwischen Reiz und Reaktion (siehe Abb. 3).

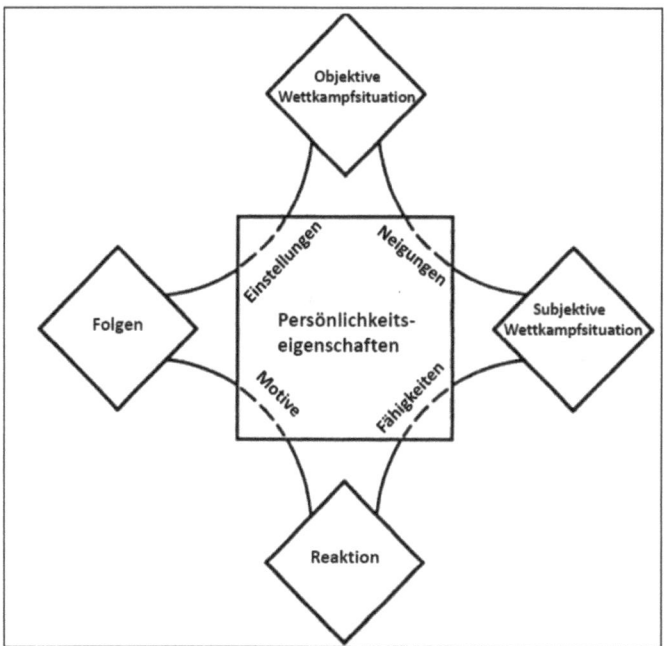

Abbildung 3: Der sportliche Wettkampf, mod. nach Martens und Kollegen (1975)

Bevor ich näher auf die Abbildung 3 eingehe, möchte ich kurz die Wettkampfsituation nach Martens definieren. Ein Wettkampf muss durch die Anwesenheit von mindestens einer Person gekennzeichnet sein, welche eine Leistung eines Sportlers evaluiert, damit überhaupt Maßstäbe für den sportlichen Vergleich möglich sind (Martens, 1976).

Die Variable objektive Wettkampfsituation stellt alle objektiven Reize des sportlichen Wettkampfes dar (Wettkampfbedingungen, Regeln, Stärke der Gegner, Preise, etc.). Möchte der Sportler in seinem Wettkampf erfolgreich sein muss er diese äußeren Anforderungen meistern. Dies kann eine gewisse Norm sein, einen bestimmten Gegner besiegen oder auch die eigene Bestzeit/Bestleistung zu übertreffen. Die Variable der subjektiven Wettkampfsituation beinhaltet alle individuellen Wettkampfanforderungen wie persönliche Neigungen, Einstellungen, Fähigkeiten und andere individuelle Faktoren. Wie ein Sportler eine Wettkampfsituation wahrnimmt und wie er auf diese reagiert ist stark subjektiv und hängt mit der Wettkampfängstlichkeit zusammen (Martens et al., 1990). Die Folgen der Angstreaktionen spiegeln sich im Wettkampf oft als Sieg oder Niederlage wider. Werden auf lange Sicht zu oft negative Erfahrungen gemacht kann sich eine Akkumulation dieser negativen Folgen im Verhalten festsetzten.

## 3.2 Epidemiologie

Die Epidemiologie der Wettkampfangst ist ähnlich komplex wie die der Depressionen. Auch bei der Wettkampfangst gibt es zahlreiche individuelle Symptome, Auslöser und Besonderheiten, die die Krankheit nicht nach einem festen Schema behandeln lässt. Der/Die eine verspürt einen häufigen Harndrang, der/die andere bekommt kalte und schweißige Hände und einen trockenen Mund und wiederum andere können die Nacht davor kaum schlafen und führen im vorhinein negative Selbstgespräche.

Stress, der durch sportliche Bewegung und sportliche Ereignisse ausgelöst wird, ist prinzipiell nichts Schlechtes, im Gegenteil sogar, er hilft uns Leistungs- und Widerstandsfähiger zu machen. Durch ausschüttendes Adrenalin wird die Pulsfrequenz und der Blutdruck erhöht und die Schweißproduktion aktiviert, wird jedoch der Stress zu groß so kann er auch eine Blockade im Kopf auslösen und uns sportlich gesehen lähmen.

Zur Verbreitung der Wettkampfangst in der Bevölkerung kann man nur wenig sagen, da wie oben erwähnt, die Ursachen und Symptome immer individuell sind. Man kann jedoch davon ausgehen, dass jeder der sich in einer Prüfungssituation befindet, egal ob im Wettkampf, in der Schule, auf der Bühne oder im Finale der Olympischen Spiele befindet, Symptome der Wettkampfangst äußert. Wie derjenige dann mit diesen Symptomen umgeht und zu welcher Leistung er dann bereit ist, ist wieder sehr individuell und nicht vorhersagbar.

## 3.3 Beschwerdebild

### 3.3.1 Allgemein

Das Beschwerdebild der Wettkampfangst hat zahlreiche Facetten und äußert sich, wie oben bereits erwähnt, sehr individuell. Auch die Stärke der Symptome lässt sich nicht pauschal vorhersagen. Der eine hat starke Magenkrämpfe vor seinem Wettkampf, der andere hat nur ein flaues Gefühl im Magen. Nun aber zu den häufigsten und verbreitetsten Symptomen die durch Wettkampfangst ausgelöst werden. Dazu zählen: kalte und schweißige Hände, häufiger Toilettengang, erhöhtes Schwitzen vor körperlicher Anstrengung, negative Selbstgespräche, erhöhte Muskelspannung, Magenkrämpfe, Kopfschmerzen, Unwohlsein, trockener Mund, Schlafschwierigkeiten und Konzentrationsschwierigkeiten (Humboldt-Universität zu Berlin). Normalerweise zeigen Athleten nicht nur eins dieser Symptome, sondern gleich mehrere. Spannend zu beobachten ist dabei, wie sich die Symptome verhalten bei einem Wettkampf, der als wichtig eingestuft wird im Vergleich zu einem Wettkampf, der eher unwichtig ist und als Trainingswettkampf eingestuft werden könnte. Wenn die oben genannten Symptome häufiger oder nahezu nur im Wettkampf auftreten ist dies ein Indiz dafür, dass der Sportler sehr wahrscheinlich an Wettkampfangst leidet (Humboldt-Universität zu Berlin).

### 3.3.2 Komorbiditäten (Begleiterkrankungen)

In diesem Abschnitt widme ich mich den Komorbiditäten der Wettkampfangst. Hierzu zählen Krankheiten, welche durch die Wettkampfangst ausgelöst und sogar noch verstärkt werden können, als auch Krankheiten, welche durch den psychischen Druck im Leistungssport ausgelöst werden.

Hohes Selbstvertrauen ist bekanntermaßen im Sport eng mit Erfolg verbunden. Doch ist das wirklich so? Vergleicht man die gesamte Population der Athleten so stechen die erfolgreichen besonders heraus, sie besitzen eine nachweisbare geringere Depressivität, Ängstlichkeit als auch Anspannung und sind auch noch widerstandsfähiger gegen Ärger und Ermüdbarkeit (Morgan et al., 1988). Doch diese Fakten treffen nur auf die erfolgreichen Leistungssportler zu. Erfolgreiche Sportler, vor allem Olympiasieger, Weltmeister oder auch Europameister stellen nur eine Subpopulation dar, welche das obere 1% aller Leistungssportler widerspiegelt. Somit erlebt die Mehrheit der Leistungssportler das Verlieren oder die verpasste Qualifikation für einen Internationalen Wettkampf öfter als den angestrebten Erfolg. Deshalb ist der Umgang mit Misserfolg ein wichtiges und zentrales Thema im Leistungssport, welchem noch nicht genug Aufmerksamkeit zugekommen ist (Hoyert und Kleinert, 2010). Zwei Begleiterkrankung die mit der Wettkampfangst gelegentlich Auftreten sind Essstörungen und Alkoholprobleme. Die Essstörungen finden ihre Parallelen zu dem Wettkampfangst-Symptom Magenkrampfen, nur in besonders schwerwiegender Ausprägung. Dazu gibt es eine Studie, die belegt, dass besonders Begabte Sportler an US-amerikanischen Sportintornaten aufgrund des hohen Konkurrenzdruckes eher von Alkoholproblemen und Essstörungen betroffen sind als gleichaltrige Nichtsportler (Storch et al., 2005). Des Weiteren ist es oftmals sehr kompliziert Symptome körperlicher Erkrankungen von Symptomen psychischer Störungen (Depression) zu unterscheiden (Schwenk, 2000). Hat nun ein Sportler Symptome wie Schlafstörungen, Konzentrationsproblemen, vermindertem Antrieb und erhöhter Schmerzempfindlichkeit so würden ein Psychotherapeut und ein Sportarzt vermutlich zwei verschiedene Diagnosen erstellen. Die des Psychotherapeuten würde auf Depression hindeuten, die Diagnose des Sportarztes würde dagegen vermutlich auf Übertraining hindeuten (Armstrong & Van Heest, 2002).

## 3.4 Ursachen und Einflussfaktoren der Wettkampfangst

In diesem Abschnitt werde ich mich mit den persönlichen und situativen Einflussfaktoren der Wettkampfangst beschäftigen. Diese spielen eine bedeutende Rolle in der subjektiven Wahrnehmung der Zustandsangst. In einer Vielzahl von sportpsychologischen Veröffentlichungen wurde dabei schon auf die Unterschiede zwischen situativen und persönlichen Faktoren eingegangen (Cerin et. al., 2000). Die persönlichen Einflussfaktoren umfassen Merkmale wie Alter, Geschlecht, generelle Wettkampfängstlichkeit, Selbstwertgefühl und das Leistungsniveau im Status quo. Die situativen Faktoren kennzeichnen die Wettkampfbedingungen, die Wichtigkeit des Wettkampfes, die Sportart selbst oder den Teamzusammenhalt.

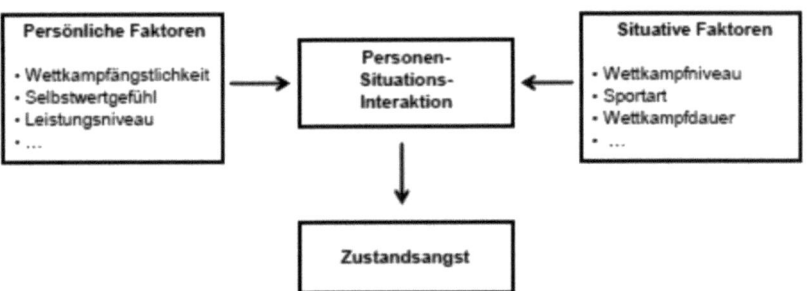

*Abbildung 4: Einflussfaktoren der Wettkampfangst (mod. nach Weinberg und Gould, 2011)*

### 3.4.1 Persönliche Einflussfaktoren

Eine der wichtigsten persönlichen Einflussgrößen im Zusammenhang mit der Wettkampfangst ist das Selbstbewusstsein. Besitzt ein Sportler ein hohes Selbstvertrauen, so ist er robuster und widerstandsfähiger gegen Angstzustände und deren Intensität (Fernandez et al., 2013). Untersuchungen ergeben, dass der Faktor des momentanen Leistungsniveaus einen positiven Zusammenhang mit Wettkampfängsten hervorgeht. Demnach haben Sportler, die auf einem hohen Leistungsniveau trainieren und sich im Wettkampf auf diesem Leistungsniveau messen geringere Wettkampfängste als Sportler, die auf einem sportlich niedrigeren Leitungsniveau trainieren (Modrono, Guillen, 2011). Somit besteht auch ein Zusammenhang zwischen den Angstgefühlen von erfahrenen Sportlern und Anfängern. Es ist anzunehmen, dass Anfänger einen deutlich höheren Angstzustand vor dem Wettkampf haben und erfahrene Sportler mit mehreren Jahren Wettkampferfahrung haben einen deutlich niedrigeren Angstzustand. Dies belegt auch Schiedek (2003) und kommt zu dem Schluss das die höheren Angstzustände bei

Anfängern durch vermehrtes Konzentrieren auf die Angstgefühle ausgelöst wird. Spitzen- oder Hochleistungssportler agieren dagegen eher rationaler und Aufgabenorientierter. Die Einflussgröße Wettkampferfahrung hat also einen signifikanten Einfluss darauf ob und wie stark ein Sportler die Zustandsangst und die Wettkampfängstlichkeit erlebt (Fernandez, 2013).

Zieht man nun Rückschlüsse von Wettkampferfahrung auf Selbstbewusstsein so stellt man fest, dass Sportler die weniger Wettkampferfahrung haben auch ein geringeres Selbstvertrauen haben im Vergleich zu Sportlern, welche hohe Wettkampferfahrung besitzen (Fernandez, 2013).

Zuletzt betrachte ich den Einflussfaktor des Geschlechtes, denn dieser hat ebenfalls, wie die Wettkampferfahrung und das Selbstbewusstsein, einen hohen Stellenwert bei der Betrachtung der Wettkampfangst. Untersuchungen zeigen, dass Frauen tendenziell stärkere Ausprägungen der kognitiven Wettkampfangst zeigen (Cruz et al., 2010; Fernandez et al., 2013). Warum Frauen im Wettkampf ängstlicher agieren als Männer ist noch unklar und lässt nur vermuten. Ein Erklärungsansatz geht darauf zurück, dass die gesellschaftliche Akzeptanz Schwäche in Form von Angst zu zeigen für Frauen deutlich größer ist als bei Männern, so die Vermutung von Cruz et al. (2010).

### 3.4.2  Situative Einflussfaktoren

Grundsätzlich kann man davon ausgehen, dass jede Sportart unterschiedliche psychologische als auch physiologische Anforderungen an den Sportler stellen. Nach Taylor (1995) gibt es vier sportspezifische Faktoren, welche signifikanten Einfluss auf die Psyche eines Sportlers nehmen. Diese sind: die motorische Hauptbeanspruchungsform, die Anforderungen der Bewegungsausführungen (feinmotorisch oder grobmotorisch), die Dauer eines Wettkampfes und ob mehrfach Einzelbelastungen (sechs Versuche beim Speerwerfen) oder eine Belastung am Stück (1500m Freistil schwimmen). Die Studie von Aufenanger (2005) belegt den Zusammenhang von *close skill* Sportarten und *open skill* Sportarten in Bezug auf Wettkampfangst. *Open skill* Sportarten sind meistens Teamsportarten, welche eine ständige Adaptation der Bewegungen, durch sich ständig ändernde Situationsbedingungen erfordern. *Close skill* Sportarten behalten ihre Bewegungsabläufe stabil bei, da sich hier die Situationen nicht ändern und somit Handlungen unter stabilen Bedingungen ausgeführt werden können. Das Ergebnis der Studie dokumentiert geringere somatische Ängstlichkeit bei *open skill* Sportarten und höhere somatische Wettkampfängstlichkeit bei *close skill* Sportarten.

Vergleicht man die Ergebnisse der Studie mit den Ergebnissen von Martens et al., (1990) so stellt man fest, dass sich die Ergebnisse decken. Martens et al. diagnostizierten geringe somatische Ängste bei Teamsportlern als bei Individualsportlern.

## 3.5 Wettkampfangst bei Team- und Individualsportarten

Die Sportart mit seinen spezifischen Anforderungen beeinflussen die Reaktion des Sportlers auf die Wettkampfsituation. Bei dem Vergleich von Team- und Individualsportarten bezüglich der Wettkampfangst ist der Forschungsstand nicht ganz eindeutig. Einige Untersuchungen belegen höhere, durch Wettkampf hervorgerufene, Angstzustände bei Individualsportlern im Vergleich zu Teamsportlern (Craft et al., 2003). Andere Studien, sogar Meta-Analysen, liefern dagegen keine signifikanten Unterschiede der Wettkampfangst bei Team- und Individualsportlern (Woodman & Hardy, 2003).

In einer Studie von Kleine und Schwarzer (1991) wurde die Vorwettkampfangst von Eiskunstläufern in der Einzelwertung und in der Teamwertung untersucht. Das Ergebnis: Vor dem Teamwettbewerb wurden signifikant geringere somatische und kognitive Zustandsängste gemessen als vor den Einzelwettkämpfen. Sie begründen die höheren Zustandsängste vor dem Einzelstart damit, dass in diesem Moment der Sportler für seine Leistung selbst verantwortlich ist. Teamsportler können im Fall einer Niederlage die Angst durch Schuldzuweisungen untereinander verringern. Die höhere Wettkampfängstlichkeit der Individualsportarten ist das Resultat der unterschiedlichen Anforderungen an den Sportler. Individualsportler sind empfänglicher für Sozial- und Leistungsbewertungen als Teamsportler. Des Weiteren tragen sozialer Zusammenhalt las auch die Unterstützung innerhalb einer Mannschaft zur Reduktion und Verminderung von Wettkampfängsten bei (Aufenanger, 2005).

# 4 Ansätze zur Prävention und Therapie

Im inhaltlich letzten Abschnitt meiner Studienarbeit möchte ich natürlich noch auf die Therapie- und Präventionsmaßnahmen der Wettkampfangst eingehen. Hierzu habe ich mir drei Ansätze ausgewählt: gezielte Entspannungstechniken, Rituale und Handlungsgewohnheiten und sich selbst Visionen zu schaffen. Prinzipiell gibt es bestimmt mehrere Optionen wie man Wettkampfangst vorbeugen und behandeln kann, deshalb sind diese ausgewählten Methoden auch nur ein Teil des Ganzen und bieten kein Anspruch auf Vollständigkeit.

## 4.1 Entspannungstechniken

Es existieren zahlreiche Entspannungstechniken um sich selbst, seinen Geist und seinen Körper zu beruhigen. Viele davon sind hilfreich, um Symptome der Wettkampfangst zu lindern und mehr Fokus und weniger Angstgefühle vor einem Wettkampf aufzubauen. Die gängigsten Techniken hierbei sind: Atementspannungsübungen, Progressive Muskelentspannung, Autogenes Training,

Yoga, verschiedene Formen der Meditation, spezielle Formen des mentalen Trainings und verschiedene Formen von Biofeedback. Von den genannten Techniken möchte ich auf eine genauer eingehen und diese erläutern und vorstellen.

Ich möchte nun speziell die Technik des Autogenen Trainings vorstellen. Autogenes Training ist eine Form der Selbsthypnose und bewirkt das Umschalten von körperlichen und vegetativen Funktionen in einen Zustand der Ruhe. Autogenes Training ist in Deutschland eine weit verbreitete Technik und wird hauptsächlich von Psychotherapeuten und Physiotherapeuten eingesetzt um Patienten, oder wie in unserem Fall Sportler, zu beruhigen und diese Technik zur Selbstanwendung zu vermitteln. Autogenes Training funktioniert wie folgt: man sucht sich ein ruhigen Ort und setzt oder legt sich dabei entspannt hin. Nun geben sie ihrem Körper gedankliche Anweisungen wie: „Mein rechter Arm ist ganz schwer.", dabei stellen sie sich vor wie ihr Arm wirklich ganz schwer wird und sie werden sehen ihr Körper antwortet ihnen auf diese Selbstsuggestion. Die „Wärme-Übung funktioniert vom Prinzip gleich, hier stellen sie sich vor wie beispielsweise ihre Handflächen auf einmal ganz warm werden. Sie werden auch hier wieder sehen, ihre Handflächen werden warm. Autogenes Training ist stufenweise aufgebaut. Die Unterstufe, sprich die erste und einfachste Form des Autogenen Trainings, beeinflusst hauptsächlich die körperlichen Vorgänge. Hierzu zählen die oben genannte Schwere- und Wärmeübung aber auch andere wie die Herzübung, die den Puls beruhigt, die Atemübung, die die Atemfrequenz entspannt und die Kopfübung, wo durch Selbstvorstellung der Kopf scheinbar kühl wird. Die Oberstufe des Autogenen Trainings ist dagegen etwas komplexer und bedient sich einer Wach-Traum-Technik, in der man sich Bilder vorstellt und diese anschließend ins Bewusstsein gelangen und so reflektiert werden können. Diese Technik wird speziell bei Psychotherapeuten angewendet, um Konflikte zu bewältigen oder um manische Ängste, wie auch Wettkampfangct, zu therapieren. Autogenes Training bringt für den Anwender Vorteile wie: erhöhtes Konzentrationsvermögen, erhöhte Stressverträglichkeit, vermindertes Angstvermögen und wirkt gegen Symptome der Wettkampfangst (erhöhter Puls, Unwohlsein, Übelkeit, etc.).

## 4.2 Rituale und Handlungsgewohnheiten

In der Welt des Sports als auch im Alltag prägen gewohnte Handlungen unseren Alltag. Rituale müssen dabei nicht zwangsläufig religiöser Herkunft sein, sondern können auch, wie seit Jahrzehnten, zu unseren heutigen Lebensmodellen dazugehören. Der Begriff Ritual (lat. Ritus: Sitte) ist ein noch gar nicht so alter Begriff und wurde erst im 19. Jahrhundert geprägt. Im Bereich des Sportes dagegen ist er noch nicht tiefgründig thematisiert und das obwohl heutzutage beinahe jeder Sportler, bewusste als auch unbewusste, Rituale vor Wettkämpfen hat. Rituale bestehen aus antrainierten Wiederholungen, die über einer gewissen Zeitspanne hinweg gefestigt werden. Doch Rituale sind nicht nur regelmäßige Wiederholungen von

Bewegungsabläufen, sondern viel mehr das Ergebnis von bewussten regelmäßigen Wiederholungen. Es ist also entscheidend ob beispielsweise der Protein Shake nach dem Training einfach schnell ausgetrunken wird oder ob er bewusst getrunken wird, um damit die Regeneration des Körpers zu assoziieren. Diesen Vorgang nennt man bewusst ritualisieren. Es gibt also einen Unterschied von Routine und Ritual. Doch warum praktizieren Sportler bewusst oder unbewusst Rituale vor sportlichen Höhepunkten? Die Antwort lautet, dass Rituale dabei helfen können in scheinbar stressigen und unkontrollierbaren Situationen im Wettkampf doch etwas emotionale Stabilität verschaffen können und die Athleten so besser mit Anspannung und Stress umgehen können. Ich selbst habe dahingehend viele Sportler mit vielen verschiedenen Ritualen kennengelernt und beobachtet. Der eine muss einen Tag zuvor genau 8 Stunden und keine Minute weniger schlafen, jemand anderes muss sich vor ihrem Start die Fingernägel lackieren und ein dritter muss sich in ganz bestimmter Weise erwärmen damit er das Gefühl hat gut vorbereitet zu sein. Rituale helfen Athleten im Wettkampf, um einen vertrauten Anlauf und eine bewusst kontrollierbare Situation zu kreieren, die sich dann im Besten fall positiv im Ergebnis des Wettkampfes widerspiegelt.

## 4.3 Visionen schaffen

Ein letzter Aspekt der Bekämpfung oder Linderung von Symptomen der Wettkampfangst ist, dass man sich selbst Visionen kreiert und diese dann gezielt im Wettkampf einsetzt, um möglichst hohe Leistungen zu vollbringen. Der Idee dahinter ist so simpel wie einfach. Lassen sie sich ihre persönliche Erfolgsvision vor ihrem inneren Auge ablaufen und notieren sie sich die wichtigsten Aspekte und positive Assoziationen (Beispielsweise: kontrollierte Aggression ausüben, frühzeitig in das pressing zu gehen, etc.). Mit dessen Hilfe können sich Athleten durch bewusstes mentales Vorbereiten und durch bewusst machen der gewünschten Aspekte optimal auf die Wettkampfsituation einstellen. Hier wirkt auch das Prinzip der Selbsterfüllenden Prophezeiung, welche besagt das übermäßig viele positive Gedanken übermäßig viele positive Ergebnisse hervorbringen. Allein durch die innere Vorstellung das mein Wettkampf gut und zufriedenstellend verlaufen wird trägt positiv dazu bei das dieser auch genau so laufen wird. Das Problem, welches viele Athleten haben ist genau das Gegenteil einer Selbsterfüllenden Prophezeiung, nämlich die selbstzerstörerische Prophezeiung, auch self-defeating prophecy genannt. Hier wirkt das gleiche Prinzip nur umgekehrt. Athleten heben Selbstzweifel vor dem Start, ob sie das auch wirklich schaffen oder suchen vor dem Start schon nach Ausreden, falls der Wettkampf nicht so gut verlaufen sollte. Es ist also der komplett falsche Ansatz sich vor einem Wettkampf mit negativen Gedanken zu beschäftigen, denn diese negativen Gedanken setzten sich oftmals im Ergebnis des ganzen durch (self-defeating prophecy). Somit kann man in diesem Kontext sagen: „Egal was du glaubst, du wirst Recht behalten" (Henry Ford).

Auch Britta Steffen, Doppel-Olympiasiegerin im Freistil, sagte einst: „Das Wichtigste ist, sich sein Ziel vor Augen zu führen, sich selbst einen Grund zu liefern für diese Schinderei. Ich konnte mich am besten mit inneren Bildern fokussieren, stellte ich mir zum Beispiel vor, wie ich bei Olympischen Spielen optimal vorbereitet und für alle Eventualitäten gewappnet auf dem Startblock stehe. Das half mir in der harten Trainingsphase ungemein."

Es ist egal wie lang oder wie stark deine Symptome der Wettkampfangst sind, es zählt nur das du versucht diese Angst zu bewältigen und versuchst diese Angst in etwas positives umzuwandeln, um daraus gestärkt hervorzugehen. Ich habe drei ausgewählte Methoden vorgestellt und mir ist bewusst das diese drei nur ein Bruchteil von Methoden sind, um die Wettkampfangst zu bewältigen. Wichtig ist das jeder seine Methode findet, mit der er sich wohl fühlt und diese dann bewusst in seinem Training- und Wettkampfverhalten integriert.

# 5 Fazit

Das Themengebiet der Wettkampfangst ist noch ein recht junges, noch nicht vollumfänglich etabliertes Gebiet in der Welt des Sports. Bis jetzt nutzen und beschäftigen sich nur Leistungssportler damit, um ihre Performance im Wettkampf zu steigern, obwohl die Erfassung der Angstzustände so einfach ist, dass man dieses Verfahren auch gesellschaftsübergreifend auch im Breitensport anwenden könnte. Dennoch ist die Wettkampfangst ein sehr individueller Zustand, angefangen von den unterschiedlichen Symptomen über den Grad der Intensität der Angstzustände bis hin zur richtigen und wirkungsvollen Anwendung von Therapiemöglichkeiten. Keine Wettkampfangst gleicht sich und dementsprechend wichtig ist die Aufklärung der ungewohnten und unangenehmen Zustände der Sportler und wie sie damit im Wettkampf umgehen sollen.

Es sollte ebenfalls in Betracht gezogen werden in welchem sozialen Umfeld und welche persönlichen Neigungen ein Athlet besitzt, um abzuwägen welche Situationen im Wettkampf eintreten können, positiv als auch negativ. Die Rolle der Sportart, speziell Einzelsportler oder Mannschaftssportler, hat ebenfalls Bedeutung bezüglich der Reaktionen durch Wettkampfangst. Im Bereich der Therapiemöglichkeiten liegt einem ein sehr breites Anwendungsfeld zu Füßen, indem man sich nur seine persönliche Methode herausgreifen muss, um Ängste im Wettkampf zu minimieren. Ob das Rituale, Handelsgewohnheiten, Visionen oder Entspannungstechniken wie Yoga sind ist hier jedem selbst überlassen. Wichtig ist nur das man gewillt ist diese Ängste zu überwinden. Hat man hier seinen Ort der Ruhe und Konzentration gefunden kann dem Athleten sportlich als auch geistlich gesehen nichts mehr im Wege stehen, um einen erfolgreichen und selbstbestimmten Wettkampf zu bestreiten.

# 6  Ausblick und weiterführende Frage

Mein Ausblick für das Diagnostizieren und Behandeln der Wettkampfangst in Zukunft ist, dass sich dieses Aufgabenfeld weiter ausbauen und verbreiten wird. Eine Limitierung des Aufgabenfeldes nur für Leistungs- und Hochleistungssportler halte ich nicht für sinnvoll und nicht mehr lange tragbar. Ich wünsche mir das es auch in Breitensport und Hobbysport Anwendung findet um die körperliche als auch geistliche Entwicklung von Kindern, Jugendlichen und Erwachsenen zu fördern. Gerade in einer Zeit, die durch social Media stark geprägt ist und noch weiter geprägt wird ist dieses Thema nahezu unverzichtbar. Der ständige Vergleich mit sich und anderen auf diversen Plattformen begünstigen dagegen stärkere Wettkampfängste oder sogar Depressionen. Der Schlüssel zum erfolgreich sein ist oft reine Kopfsache, daher ist es umso wichtiger des Athleten mental genauso fit sind wie körperlich. Denn in zahlreichen Wettkampfsituationen wird gewonnen oder verloren zwischen den Ohren.

# Quellenverzeichnis:

Alfermann, D., & Stoll, O. (2016). Sportpsychologie : Ein lehrbuch in 12 lektionen. ProQuest Ebook Central https://ebookcentral.proquest.com (Zugriff am 7.1.21 um 13:48)

Athan, A. N. & Sampson, U. I. (2013). Coping with pre-competitive anxiety in sports competition. *European Journal of Natural and Applied Sciences*

Aufenanger, S. J. (2005). *Relationships between mental skills and competitive anxiety interpretation in open skill and close skill athletes.* Thesis Master Miami University, Oxford, Ohio.

Cerin, E., Szabo, A., Hunt, N., & Williams, C. (2000). Temporal patterning of competitive emotions: a critical review. *Journal of Sport Sciences*, 18, 605– 625.v

Craft, L. L., Magyar, T. M., Becker, B. J., & Feltz, D. L. (2003). The relationship between the Competitive State Anxiety Inventory-2 and sport performance: A meta-analysis. *Journal of sport and exercise psychology, 25*(1), 44-65.

Cruz, F. J., Dias, C, & Fonseca, A. M. (2010). Coping strategies, multidimensional competitive anxiety and cognitive threat appraisal; Differences across sex, age and type of sport. *Serbian Journal of Sports Sciences,* 4 (1), 23-31

Douglas, A., Louis, A., Alison, C., & Edward, J. (2006). *Psychology (Seven edition).* Houghton Mifflin Company, Boston N. Y.

Fernandez, M. G., Nunes, S. A., Vasconcelos-Raposo, J. & Fernandez, H. M. (2013). Facorts influencing competitive anxiety in brazilian athletes. *Brazilian Journal of Kinanthropometry and human performance.* 14 (2), 705-714.

Hackfort, D. & Schwenkmezger, P. (1985). *Angst und Angstkontrolle im Sport. Sportrelevante Ansätze und Ergebnisse theoretischer und empirischer Angstforschung.* Köln

Hanin, Y. L. (2007). Emotions and athletic performance: Individual zones of optimal functioning model.

Kleine, D. & Schwarzer, R. (1991). Angst und sportliche Leistung – eine Meta-Analyse. *Sportwissenschaft* 21, 9-28.

Krohne, H. W. (2010). Psychologie der angst : Ein lehrbuch. ProQuest Ebook Central https://ebookcentral.proquest.com (Zugriff am 9.1.21 um 16:45)

Martens, R., Vealey, R. S., & Burton, D. (1990). *Competitive anxiety in sport*. Human kinetics.

Schiedek, S. (2003). *Angst und Leistung im Rahmen der Katastrophentheorie – Untersuchungen zum optimalen Erregungsniveau bei Fallschirmspringern*. Dis- sertation. Universität Göttingen.

Weinberg, R. & Gould D. (2003). *Foundations of sport & exercise psychology (3rd ed.)*. Champaign, IL: Human Kinetics.

Woodman, T., & Hardy, L. (2003). The relative impact of cognitive anxiety and selfconfidence upon sport performance: a meta-analysis. *Journal of Sports Sciences*, 21, 443-457.

https://www.planetwissen.de/gesellschaft/psychologie/angst/index.html#:~:text=Angst%20ist%2

(Zugriff am 6.1.21 um 14 Uhr)

https://www.angst-panik-hilfe.de/angst-koerper.html

(Zugriff am 6.1.21um 14:20 Uhr)

http://jan.seifseit.de/skripte/originale/Das%20deutschsprachige%20State-Trait%20Angst%20Inventar.pdf

(Zugriff am 9.1.21 um 15:40)

https://www.bispsportpsychologie.de/SpoPsy/DE/Diagnostikportal/Angst/Sportlerfrageboegen/Aengstlichkeit/Aengstlichkeit_einfuehrung.html

(Zugriff am 9.1.21 um 16:20)

https://www.spowi.hu-berlin.de/de/institut/sportpsychologie/fuer-die-praxis/wettkampfangst-1

(Zugriff am 9.3. Um 14:32)

https://www.neurologen-und-psychiater-im-netz.org/psychiatrie-psychosomatik-psychotherapie/therapie/entspannungsverfahren/autogenes-training/

(Zugriff am 17.3.21 um 12:27)

https://de.wikipedia.org/wiki/Rituale_im_Sport

(Zugriff am 17.3.21 um 14:58)

https://www.fitforfun.de/workout/fitness/wettkaempfe-bekaempfen-sie-ihre-wettkampfangst_aid_14047.html

(Zugriff am 21.3.21 um 15 Uhr)

# Quellen der Abbildungen:

**Abbildung 1:**

https://www.researchgate.net/profile/Oliver-Stoll/publication/235705385_Alfermann_D_Stoll_O_2005_Sportpsychologie_in_12_Lektionen_ Aachen_Meyer_Meyer/links/574d612908ae82d2c6bca76d/Alfermann-D-Stoll-O-2005-Sportpsychologie-in-12-Lektionen-Aachen-Meyer-Meyer.pdf

**Abbildung 2:**

https://www.bisp-sportpsychologie.de/SharedDocs/Publikationen/SpoPsy/DE/Fragebogen/WAI_S.pdf?__blob=publicationFile&v=1

https://www.bisp-sportpsychologie.de/SharedDocs/Publikationen/SpoPsy/DE/Fragebogen/WAI.pdf?__blob=publicationFile&v=1

**Abbildung 3:**

Modell der Wettkampfangst, mod. nach Martens und Kollegen (1990, S. 70)

Vgl. Examensarbeit Vincent Spitzer, Wettkampfangst bei Team- und Individualsportlern, 2015

**Abbildung 4:**

Einflussfaktoren der Wettkampfangst (mod. nach Weinberg und Gould, 2011)

Vgl. Examensarbeit Vincent Spitzer, Wettkampfangst bei Team- und Individualsportlern, 2015)

# BEI GRIN MACHT SICH IHR WISSEN BEZAHLT

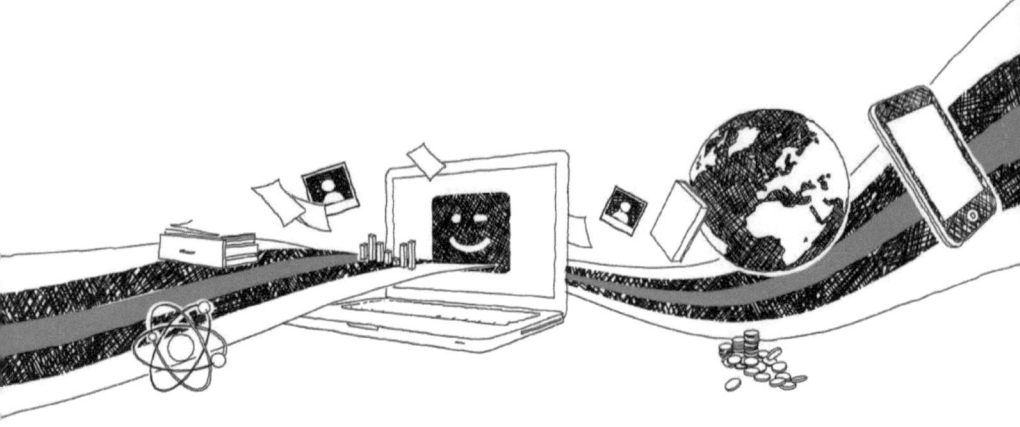

- Wir veröffentlichen Ihre Hausarbeit,
  Bachelor- und Masterarbeit

- Ihr eigenes eBook und Buch -
  weltweit in allen wichtigen Shops

- Verdienen Sie an jedem Verkauf

## Jetzt bei www.GRIN.com hochladen und kostenlos publizieren

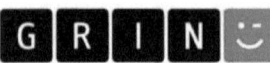